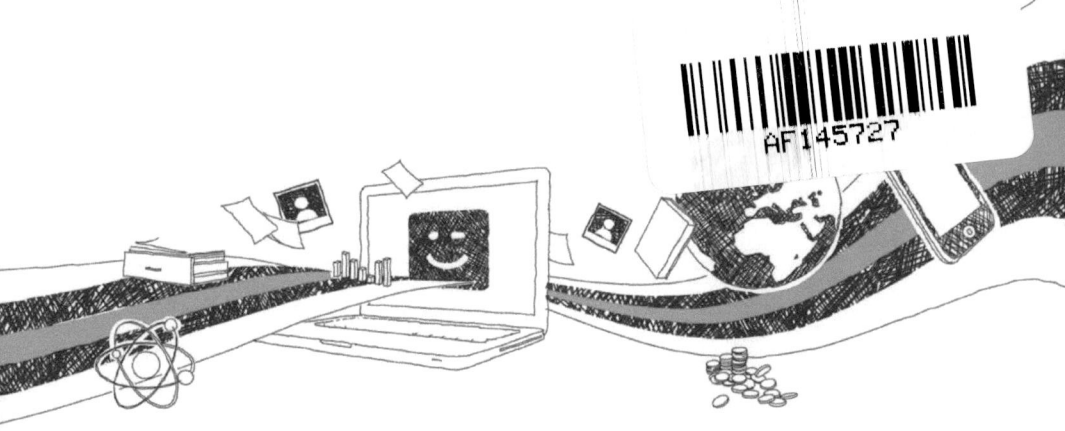
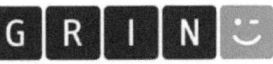

Bibliografische Information der Deutschen Nationalbibliothek:

Die Deutsche Bibliothek verzeichnet diese Publikation in der Deutschen National-
bibliografie; detaillierte bibliografische Daten sind im Internet über http://dnb.d-
nb.de/ abrufbar.

Impressum:

Copyright © 2019 GRIN Verlag
Druck und Bindung: Books on Demand GmbH, Norderstedt Germany
ISBN: 9783668914322

Dieses Buch bei GRIN:

https://www.grin.com/document/462704

Markus Hieber

Review von Studien zu „controlled drinking" & „drinking goal". Februar 2015 bis Dezember 2018

GRIN Verlag

GRIN - Your knowledge has value

Der GRIN Verlag publiziert seit 1998 wissenschaftliche Arbeiten von Studenten, Hochschullehrern und anderen Akademikern als eBook und gedrucktes Buch. Die Verlagswebsite www.grin.com ist die ideale Plattform zur Veröffentlichung von Hausarbeiten, Abschlussarbeiten, wissenschaftlichen Aufsätzen, Dissertationen und Fachbüchern.

Besuchen Sie uns im Internet:

http://www.grin.com/

http://www.facebook.com/grincom

http://www.twitter.com/grin_com

Studienarbeit

Review von Studien zu „controlled drinking" & „drinking goal", die zwischen Februar 2015 bis Dezember 2018 erschienen sind

Universität: Charité Universitätsmedizin (Teilkörperschaft der Freien Universität Berlin und der Humboldt Universität Berlin)

Studiengang: Health Professions Education (Master)

Modul 02: Fachwissenschaftliche Vertiefung

Semester: 1. Fachsemester

Zeitraum: WS 2018/19

Abgabedatum: 7. März 2019

Vorgelegt von:

Markus Hieber

Inhaltsverzeichnis

Zusammenfassung

Hintergrund: Sowohl die anonymen Alkoholiker, als auch viele Suchtforscher vertreten die Ansicht, dass Alkoholsüchtige nur dann sich von der Sucht lösen können, wenn sie völlig abstinent werden. Ein Teil der alkoholsüchtigen Patienten hat im Rahmen einer Therapie allerdings weder das Bestreben, noch das Vermögen, dem Alkohol völlig zu entsagen. Um dieser Gruppe einen niederschwelligen Therapieeinstieg zu verschaffen, wurde die Maßnahme des kontrollierten Trinkens entwickelt, bei der ein Trinkziel & ein Trinkplan festgelegt werden, einhergehend mit anderen therapeutischen Maßnahmen.

Ziele: Die vorliegende Studie soll prüfen, ob die Maßnahme des kontrollierten Trinkens, flankiert durch andere Maßnahmen wie einem webbasiertem Entwöhnungsprogramm, kognitiver Verhaltenstherapie, Motivational Interviewing und Beratungsgesprächen zu einer Einschränkung der Trinkmenge und damit zu einer Schadensbegrenzung führt oder ob das Anstreben der Abstinenz das Ziel der Wahl bei der Alkoholentwöhnung ist.

Design: Metaanalyse, Metastudie, Survey, Review oder „Übersichtsarbeit"

Methodik: Auswertung von Studien anhand der Checkliste zur „Beurteilung einer Interventionsstudie" der Universität Halle und vier Bias-Kriterien.

Ergebnis: 1. Alleine die freie Auswahl des Therapieziels durch die Klienten scheint ein Alkoholentwöhnungsprogramm zum Erfolg zu führen und es ist dann gleichgültig, welches Ziel die Klienten anstreben und ob sie das Ziel während der Behandlung wechseln. 2. Vergleicht man eine Maßnahme der anonymen Alkoholiker, bei der die Teilnehmer/innen Abstinenz anstreben, mit einer Maßnahme mit kognitiver Verhaltenstherapie, das auf kontrolliertes Trinken hinauslaufen soll, so stellt sich heraus, dass die persönlichen Ziele der Klienten nicht immer mit den Zielen der Maßnahme übereinstimmen. Klienten, deren persönliches Ziel die Abstinenz ist, erreichen die besten Erfolge, wenn sie sich in ein abstinentes Setting begeben. 3. Zielsetzungen einer Alkoholentwöhnungsbehandlung sollten individuell festgelegt werden und u. a. von den Trinkgewohnheiten des Klienten vor Behandlungsaufnahme abhängen.

Schlussfolgerungen: Die Studien belegen, dass kontrolliertes Trinken in einigen wenigen, klar definierten Fällen ein probates Mittel ist. Hier wäre zu prüfen, ob das betreute Trinken, eine Sonderform des kontrollierten Trinkens in stationären Einrichtungen, eine geeignete Maßnahme ist. Allerdings liegen bisher keine Studien zu betreutem Trinken mit experimentellem Design vor. Dringend sollten die bereits vorhandenen Angebote des betreuten Trinkens wissenschaftlich ausgewertet werden, um zu ermitteln, ob die Methode des betreuten Trinkens eine gute Strategie zur Eindämmung des Alkoholkonsums bei chronischen, pflegebedürftigen Alkoholikern ist und allgemein in stationären Pflegeeinrichtungen eingesetzt werden kann.

Schlüsselwörter: kontrolliertes Trinken, Trinkziel, betreutes Trinken

1 Einleitung

Die Diagnose „F10.2 Abhängigkeitssyndrom" subsummiert alle Abhängigkeiten von „psychotropen Substanzen", also auch von Alkohol, wobei es sich hier jedoch um eine *medizinische Diagnose* handelt (vgl. Deutsche Hauptstelle für Suchtfragen e. V. 2017, 55). Bei den von Heuwinkel-Otter et al. ins Deutsche transferierten und modifizierten *Pflegediagnosen* taucht Alkoholismus nicht als eigene Pflegediagnose auf, sondern findet sich mal als Teil einer Problembeschreibung, mal als eines der Ursachen des Problems (vgl. Heuwinkel-Otter et al. 2011). Bei der Pflegediagnose „S6 Selbstwertgefühl gestört" findet sich Alkohol in der Beschreibung von Lebenssituation und Krankheitsbild, aber in Kombination mit anderen Problemen: „Arm, Alkohol, Außenseiter" (Heuwinkel-Otter et al. 2011, 276). Nur noch bei einer weiteren Pflegediagnose wird Alkohol etwas mehr beleuchtet: Bei der Pflegediagnose „V2 Vergiftungsgefahr/Vergiftung" wird auch in eines von 15 Unterpunkten die „Alkoholvergiftung" beschrieben (Heuwinkel-Otter et al. 2011, 348 ff.). Gehen wir zurück auf das Original, die NANDA International Nursing Diagnoses; die Diagnose mit dem Code 00078 „Ineffective health management" (Herdmann, Kamitsuru 2018, 151) ist wohl der Oberbegriff für das Problem, das der Patient mit Unterstützung des Pflegepersonals zur Bekämpfung der Alkoholsucht in Angriff nehmen muss (vgl. Johnson et al. 2012, 197; vgl. Herdmann, Kamitsuru 2018, 151). Entsprechend der NOC (Nursing Outcomes Classification = Pflegeergebnisklassifikation) wird das Ergebnis Nr. 1629 „Alcohol Abuse Cessation Behavior" (Johnson et al. 2012, 360) als „personal actions to eliminate alcohol use that poses a threat to health" (Johnson et al. 2012, 360) definiert. Im gleichen Klassifikationswerk werden auch die zu diesem NOC gehörigen Interventionen gemäß NIC (Nursing Interventions Classification = Pflegemaßnahmenklassifikation) genannt, wie z. B. „Behavior Modification (...) Coping Enhancement (...) Counseling (...) Self-Efficacy Enhancement" (Johnson et al. 2012, 197).

Obschon sowohl in der Gesundheits- und Krankenpflege, als auch in der Altenpflege oftmals Alkoholiker/innen zu versorgen sind, so ist doch auffällig, dass bei den im Folgenden ausgewerteten Studien über kontrolliertes Trinken (KT) kein einziger Pflegewissenschaftler mitgewirkt hat. Die Autor/inn(en) der in dieser Hausarbeit ausgewerteten Studien stammen aus folgenden Fachrichtungen: Biostatistik, Epidemiologie, Health Law, Policy & Management, Innere Medizin, Neuroscience & Physiologie, Psychiatrie, Psychologie und Public Health (vgl. Enggasser et al. 2015, 63; Berglund et al. 2016, 64; Haug et al. 2018, 2140). Mag sein, dass dies damit zusammenhängt, dass Pflegende bei der Behandlung der Alkoholsucht eher assistierend, als federführend wirken; jedoch kommt ihnen gerade beim betreuten Trinken, einer Sonderform des KT in stationären Pflegeeinrichtungen, eine besondere Rolle zu, da dort Ärzt/innen und

Therapeut/innen nur sporadisch in Erscheinung treten und die Pfleger/innen es sind, die die alkoholkranken Bewohner/innen versorgen, ihnen den Alkohol zuteilen, sie motivieren oder konfrontieren.

Dennoch fristet das Thema „Alkoholsucht" in der Pflegewissenschaft ein eher stiefmütterliches Dasein. Dies aber, obwohl sich die Alkoholsuchterkrankung und die Folgeerkrankungen bis zur Pflegebedürftigkeit verketten. Denn chronischer, gestörter Alkoholkonsum führt nicht nur zu einer sozialen Isolation und Verwahrlosung des Erkrankten, sondern auch zu einer Reihe von Folgeerkrankungen wie dem „Korsakowsyndrom, einer kaputten Leber, Unterernährung, Sensibilitätsstörungen" (Landschek 2014, 46). Diese zögen eine Pflegebedürftigkeit nach sich, die dann zur Heimeinweisung führe (vgl. Landschek 2014, 46).

2 Hintergründe
2.1 Verschiedene Arten des Trinkens: Abgrenzung der Begriffe

Der Begriff des KT ist von anderen Formen des Trinkens abzugrenzen, wie die folgende Auflistung der verschiedenen Arten des Trinkens zeigt:

Moderates Trinken: Alkoholkonsum hat eine genderspezifische Obergrenze und hat keinerlei negative Konsequenzen; trinkfreie Tage; die diversen Gesundheitsorganisationen definieren die Oberwerte unterschiedlich (vgl. Kruse et al. 2001, 248 ff.).

Soziales Trinken: Gemessen an der gesellschaftlichen Gruppe, aus der man stammt (Sinusmilieu?); sozial verträgliches Handeln trotz Alkoholkonsum; Trinken zu gemeinschaftlichen Anlässen, wo auch mal mehr als moderat getrunken wird (vgl. Kruse et al. 2001, 250).

Normales Trinken: Spontane Entscheidung, ob und wie viel getrunken wird; es kann zu Räuschen kommen; die Grenzen des moderaten Trinkens werden gelegentlich überschritten (vgl. Kruse et al. 2001, 248).[1]

Selbstkontrolliertes Trinken: Nicht nur, aber vor allem für chronisch Alkoholkranke, für die Abstinenz keine realistische Option darstellt; ein Trinkplan und Trinkobergrenzen werden aufgestellt; der Betroffene ist selbst für die Steuerung des Alkoholkonsums zuständig und wird von Fachleuten bei der Erreichung seiner Ziele unterstützt. Das selbstkontrollierte Trinken wird von Psychotherapie, Medikamenten und/oder Selbsthilfegruppen begleitet (vgl. Körkel 2015, 148).

Fremdkontrolliertes Trinken: Ausgabe begrenzter Alkoholmengen durch das Personal einer Einrichtung des Gesundheitswesens (vgl. Körkel 2015, 148).

---

[1] Ursprünglich wurde „normales Trinken" wie „soziales Trinken" definiert, wie das folgende Zitat von Davies zeigt: „(...) use of alcohol has never gone beyond the limits regarded as permissible in the cultural groups from which they are drawn" (Davies 1962, 95).

Betreutes Trinken: Sonderfall des fremdkontrollierten Trinkens in einer stationären Pflegeeinrichtung: Die Zuteilung begrenzter Alkoholmengen erfolgt durch Pflegepersonal oder Sozialpädagogen; das Prozedere wird zwischen Einrichtung und Bew. schon bei Einzug vertraglich geregelt; das Heim verwaltet das Taschengeld des Bew., um den „Beikonsum" des Bew. von selbst besorgtem Alkohol zu verhindern oder wenigstens einzuschränken (Ihlefeld 1999, 233 ff.)[2]

Abstinenz[3]: Konsum von keinerlei Alkohol; von vielen Suchtexperten und den Abstinenzverbänden für Suchtkranke, die sich vom Alkohol langfristig entwöhnen wollen, empfohlen (vgl. Soyka 2005, 326).

2.2 Geschichte des Konzepts des „kontrollierten Trinkens"

Ohne es wirklich zu beabsichtigen, löste der Dekan des Instituts für Psychiatrie des Maudsley Hospitals in London David Lewis Davies[4] mit seinem Artikel „Normal Drinking in Recovered Alcohol Addicts" im Jahre 1962 eine große Wirkung aus. Er hatte in diesem Artikel sieben Fälle von Männern beschrieben, die sieben bis elf Jahre zuvor eine zwei- bis fünfmonatige Alkoholentwöhnungsbehandlung in oben genannter Psychiatrie absolviert hatten und nach der Entlassung zum „normalen Trinken" - angeblich - zurückgekehrt waren. Mit dieser vermeintlichen Erkenntnis, dass ehemalige Suchtkranke eines Tages ohne fremde Hilfestellung wieder ganz normal Alkohol konsumieren können wie jede/r andere x-beliebige Mitbürger/in, forderte Davies nicht nur einen „medical consensus" (Edwards 1994, 249) heraus, sondern ebenso die zentrale Idee der US-amerikanischen Antialkoholismus-Bewegung, dass man nur durch Abstinenz von der Alkoholsucht befreit werden könne (vgl. Edwards 1994, 249). Mit oben genanntem Artikel erreichte Davies „one of the highest citation scores of any contribution to the alcoholism literature" (Edwards 1994, 249). Der aber trotz der großen Resonanz auf die Leitideen bei der Alkoholentwöhnung unwirksam blieb, da weder die Auffassung des amerikanischen Establishments, das Alkoholismus eine Krankheit sei, noch die Alkoholentwöhnungsprogramme sich daraufhin änderten; ebenfalls unberührt von Davies' Erkenntnissen blieben die Glaubensstrukturen der Anonymen Alkoholiker (vgl. Edwards 1994, 249).

Nun waren die wissenschaftlichen Standards 1962 andere als in der Gegenwart im Jahr 2019 und die Fallstudie von Davies ist vom Design weit vom heutigen Goldstan-

---

[2] Hier ist z. B. an Geldgeschenke von Angehörigen zu denken, die vom Bew. in Alkohol umgesetzt werden (Ihlefeld 1999, S. 238).

[3] „Abstinence is controlled drinking with a limit of zero." (Nancy Handmaker zit. n. Kruse et al. 2001, 245) Ein amüsantes Statement, das die Dehnbarkeit und Überschneidung der Begriffe aufs Korn nimmt.

[4] Vorname „David Lewis" rekonstruiert durch den „Main Catalogue" der britischen Nationalbibliothek via der Website https://www.bl.uk/.

dard, also einer randomisierten, kontrollierten Studie (RCT), entfernt: keine Kontroll-
gruppe, keine Randomisierung, handverlesene Auswahl der dem Studienleiter persön-
lich bekannten Probanden, keine Labor- oder Klinikbedingungen; eine Saison-Hilfskraft
besucht die Probanden zu Hause, befragt diese und ihr persönliches Umfeld und hat
keinen Maßstab dafür, ob ihm die befragten Personen wirklich die Wahrheit sagen.
Griffith Edwards geht in seinem Aufsatz „D. L. Davies and `Normal drinking in recover-
ed alcohol addicts´: the genesis of a paper" mit Davies deswegen scharf ins Gericht,
räumt jedoch ein, dass man diese Studie im Kontext der damaligen Wissenschaftspra-
xis betrachten muss (vgl. Edwards 1994, 252): „The presentation and analysis of case
histories was at that time a widely accepted research form" (Edwards 1994, 252), erklärt der Psychiater, beschreibt aber ausführlich, welchen Irrtümern Davies und Kolle-
gen in ihrer 1962er Studie erlegen waren; im Jahre 1983, also 21 Jahre später, hatte
nämlich Edwards eine zweite Follow-Up-Untersuchung an denselben Probanden
durchgeführt, die schon an der 1962 ersten Follow-Up-Untersuchung von Davis teilgenommen hatten und einige Fehler und Irrtümer von Davies aufgedeckt (vgl. Edwards
1994, 255 ff.).[5] Das Hauptproblem schien zu sein, dass die Probanden und Angehörigen dem Interviewer (Davies hatte die Interviews an eine Saison-Hilfskraft delegiert)
1962 die Unwahrheit gesagt hatten und wesentlich mehr Alkohol konsumierten, als sie
offiziell zugaben. Auf die Idee, den Probanden Blut zu entnehmen und die Gammawer-
te zu kontrollieren oder die Probanden unter Klinikbedingungen aufzunehmen und hinsichtlich von Entzugssymptomen zu beobachten, kamen Davies und sein Team offensichtlich nicht. Auch befragte man nicht die Hausärzte oder Hausärztinnen der Probanden und forderte auch keine Krankenhausunterlagen an (vgl. Edwards 1994, S. 257).[6]
Wenn die Probanden selber nicht befragt wurden, dann wurden die Angehörigen interviewt; Proband Nr. 2 hatte aber seiner Ehefrau gedroht, gegen sie Gewalt anzuwen-
den, wenn sie dem Interviewer die Wahrheit über seinen Alkoholkonsum offenlegt (vgl.
Edwards 1994, 257).

2.3 Leitende Forschungsfrage

Was bleibt also von der Studie von Davies übrig, wenn man berücksichtigt, dass der
empirische Teil seiner Arbeit völlig nutzlos ist? Immerhin, Davies hatte es vermocht,
eine gute Frage zu stellen, denn obzwar es ja wirklich sein kann, dass die beste Methode, um von der Alkoholabhängigkeit loszukommen, die völlige Abstinenz ist, muss

---

[5] Proband Nr. 3 war zu diesem Zeitpunkt schon verstorben und anstatt dessen wurden Angehörige befragt
(vgl. Edwards 1994, S. 255).
[6] Die Anforderung von Unterlagen über die Probanden von niedergelassenen Ärzten oder Krankenhäusern
war aus datenschutzrechtlicher Perspektive damals ein noch viel einfacheres Unterfangen.

dies aber doch erstmal überzeugend belegt und bewiesen werden, damit es nicht so wie ein unbegründetes Dogma klingt.

Auf die Frage, ob ein Suchtkranker nach einer Entwöhnung wieder normal trinken kann, ist Davies nicht ganz alleine gekommen, denn schon in einigen Studien, auf die er referiert (vgl. Davies 1962, 101 f.), wurde diese Frage gestellt; aber keiner hat diese Frage so breitenwirksam formuliert, denn auch wenn, wie oben beschrieben, die Leitideen der Alkoholentwöhnung sich durch Davies Behauptungen erst mal nicht geändert haben, so löste Davies mit seinem Bericht viele Ideen und Forschungsaktivitäten aus (vgl. Edwards 1994, 254).

Entscheidend ist folgende Überlegung: Offensichtlich führt nicht jeder Alkoholkonsum zur Sucht, weil sonst jeder, der nur ein einziges Glas Sekt trinkt, gleich zum Alkoholiker werden würde. Manche Menschen probieren Alkohol einmal aus, finden es aber unbehaglich und lassen dann ganz die Hände davon. Aber was unterscheidet nun den „normalen" Alkoholkonsumenten, der hin und wieder, meist anlassbezogen und in Gesellschaft, etwas trinkt von einem Menschen, der mal suchtkrank war und dann eine Entwöhnung durchführte? Für die anonymen Alkoholiker ist die Sache klar: „We alcoholics are man and woman who have lost the ability to control our drinking. We know that no real alcoholic ever recovers control. All of us felt at times, that we were regaining control, but such intervals - usually brief - were inevitably followed by still less control, which led in time to pitiful and incomprehensible demoralization. We are convinced to a man that alcoholics of our type are in the grip of a progressive illness. Over any considerable period we get worse, never better." (Alcoholics Anonymous 2001, 30)

Ist aber die landläufige Behauptung wirklich wahr, dass ein ehemaliger Alkoholiker rückfällig werde, wenn er nur einen einzigen Tropfen Alkohol zu sich nähme? Was hat sich in dem Suchtkranken durch die Suchterkrankung geändert, so dass für ihn nur die Abstinenz die einzige Option ist, vom Alkohol loszukommen? Davies führt die Argumente aus der Fachliteratur an: Die Alkoholsucht führe zu einer biochemischen Veränderung des Körpers, so dass Alkohol bei Suchtkranken ganz anders wirke als bei normalen Menschen (vgl. Davies 1962, 102). Oder aber die Persönlichkeit würde derart verändert, so dass normaler Alkoholgebrauch nicht mehr möglich sei (vgl. Davies 1962, 102). Davies selbst hielt dem entgegen, dass Alkoholsucht wie das Lernen von etwas ist und dass die Alkoholiker durch ihre Umgebungsbedingungen zu Alkoholikern werden, vergleichbar etwa mit der Dressur eines „circus horse" (Davies 1975, zitiert nach Edwards 1994, 254); genauso, wie Menschen die Alkoholsucht erworben haben, können sie die Abhängigkeit auch wieder abschütteln.

Denn es gibt noch eine zweite Frage, die sich an oben formulierte Frage anschließt: Gilt die Regel, dass ehemals Suchtkranke nur durch Abstinenz von der Sucht loskommen, für alle Personen oder gibt es spezielle Fälle, bei denen Ausnahmeregeln gelten

bzw. wo man im Sinne einer Schadensbegrenzung versucht, den Alkoholkonsum ein-
zudämmen, weil man erkannt hat, dass der Patient ohnehin nie ganz vom Alkohol loskommen wird?

Das Gesamtgebilde aus diversen Krankheiten, sozialen Faktoren und Selbstpflegedefi-
ziten bei multimorbiden Suchtkranken im fortgeschrittenen Zustand scheint der Grund
dafür zu sein, dass „Suchtexperten (...) davon aus[gehen], dass es dann für Totalabsti-
nenz und Entzug bis auf Ausnahmen zu spät ist." (Landschek 2014, 46)

Das Pflegefachmagazin „Heilberufe" berichtet vom „betreuten Trinken", das in einigen
Seniorenpflegeheimen in Düsseldorf, Schwerin, Bremen und Hannover praktiziert werde (vgl. Landschek 2014, 47) und bei dem den Bewohner/innen „Alkohol regelmäßig
zugewiesen" (Landschek 2014, 47) werde. Wichtig in diesem Zusammenhang ist aber,
dass das Pflegepersonal auch das Taschengeld des Bewohners kontrolliert, weil jener
sich sonst zusätzlich zu dem zugeteilten Alkohol weitere alkoholische Getränke erwer-
ben könne (vgl. Landschek 2014, 47). Das betreute Trinken scheint also eine Adaption
des fremdkontrollierten Trinkens in Seniorenpflegeheimen zu sein.

Hier ist also der Ausgangspunkt dafür, die Studienlage zu KT zu sichten und zu schau-
en, ob valide, objektive und reliable Studien hierüber vorliegen. Im nächsten Schritt
sollte man darüber reflektieren, inwieweit diese Erkenntnisse auf die stationäre Altenpflege übertragen werden können. An dieser Stelle soll aber keine zu große Erwartung
entstehen, da die Studien- und Literaturlage zu „betreutem Trinken" dürftig ist.

3 Methode: Suchstrategie beim vorliegenden Survey

Da bereits ein Survey zu KT vom Suchtexperten Joachim Körkel vorliegt, das bis zum
1. Februar 2015 reicht (vgl. Körkel 2015), werden hier nur Studien berücksichtigt, die
ab dem 2. Februar 2015 erschienen sind. Es wurde lediglich die Datenbank „Medline"
über „Pubmed" durchsucht, und zwar nach den Begriffen „controlled drinking" und
„drinking goal". So wurden 25, abzüglich der Überschneidungen 22 Studien gefunden;
nach Lektüre der Abstracts kamen 11 Studien in die engere Wahl. Dabei spielte es
zunächst keine Rolle, mit welcher Methode das KT flankiert wurde, also ob nun Medikamente, Verhaltenstherapie oder andere Interventionen das eigentliche Programm
begleiteten, weil es denkbar gewesen wäre, dass die Zielsetzung und die Trinkkontrolle
im Vordergrund stehen, die anderen Maßnahmen das KT aber nur ergänzen. Doch
schnell stellte sich heraus, dass die Studien, bei denen Medikamente eingesetzt wurden, nicht mit den Studien, bei denen Verhaltenstherapie angewandt wurde, vergleichbar waren, weswegen drei reine Medikamentenstudien ausschieden. Ebenso schied
eine Studie aus, bei der Schlafentzug zur Suchtbekämpfung bei Collegestudenten angewandt wurde, weil diese Maßnahme sehr spezifisch ist und auch mit einer Verhal-

tenstherapie nicht vergleichbar ist. Eine Studie wandte sich der Frage zu, inwieweit übermäßiger Alkoholkonsum zu automatisierten Verhalten führt; interessantes Thema, aber hier nicht relevant. Zwei weitere Studien stellten sich erst bei näherem Hinsehen als Übersichtsarbeiten aus und schieden auch aus. Von den vier verbliebenen Arbeiten waren drei Sekundäranalysen von Daten, die aus größeren Studien herausgezogen wurden; davon bezogen sich zwei Sekundäranalysen auf die gleiche Datenbasis. Erst später stellte sich heraus, dass die Studie von Enggasser et al. auch schon in der Übersichtsarbeit von Körkel berücksichtigt wurde, weil sie zwar auf Papier erst 2015 erschienen ist, aber bereits 2014 online publiziert wurde. Sie wurde trotzdem für die vorliegende Studienarbeit beibehalten, da Körkel einige kritische Aspekte dieser Studie nicht ausreichend beleuchtet hat. Im Anhang 1 wird anhand des „PRISMA"-Flussdiagramms die Suchstrategie illustriert.

4 Ergebnisteil

4.1 US-amerikanische Veteranenstudie „VetChange"

Enggasser et al. führten ca. 2010 mit 600 US-Kriegsveteranen, die am Irakkrieg und an der „Operating Enduring Freedom (OEF)" zur Bekämpfung des internationalen Terrorismus teilgenommen hatten, eine kognitive Verhaltenstherapie durch, die nicht nur die Behandlung der posttraumatischen Belastungsstörung, sondern auch die Bekämpfung von Alkoholmißbrauch im Fokus hatte (vgl. Enggasser 2015, 64). Das Besondere an dieser Therapie war, dass sie webbasiert verlief und damit vollautomatisiert war; die Studienteilnehmer bearbeiteten acht Module zu Hause an ihren Heimcomputern, schätzten sich dabei selbst ein („selfmonitoring") und setzten sich auch von alleine ihre Therapieziele (vgl. Enggasser 2015, 64). Die hier interessierende Studie ist eine Sekundäranalyse der auf diese Weise erhaltenen Daten und bezieht sich lediglich auf ein Subsample der Veteranen-Studie von 305 Probanden, die noch bei Modul 3 mit dabei waren und da erst ihre Trinkziele festlegten (vgl. Enggasser 2015, 64). Den Probanden war freigestellt, ob sie Abstinenz anstrebten oder lieber in moderater Weise Alkohol mit selbst definierten Tages- und Wochenlimits konsumierten; sie konnten auch während der Studie das Ziel ändern (vgl. Enggasser 2015, 64). So entstanden vier Gruppen: die Gruppe von Probanden, die Abstinenz anstrebten, die Gruppe von Probanden, die moderat tranken, die Gruppe von Studienteilnehmer/innen, die von moderatem Trinken zu Abstinenz wechselten und die Gruppe von Personen, die von Abstinenz zu moderatem Trinken switchten (vgl. Enggasser 2015, 64). Dabei stellte sich heraus, dass es völlig unerheblich war, welches Ziel sich die Probanden steckten, denn alle vier Gruppen reduzierten ihren Alkoholkonsum. Wichtig für das positive Ergebnis war die freie Auswahl des Therapieziels (vgl. Enggasser 2015, 63).

Die methodische Schwäche dieser Studie wird von den Forscher/innen durchaus erkannt: „There are several limitations to the present study. First, this study relied on self-
report data with regard to both the choices of drinking goals and drinking outcomes."
(Enggasser 2015, 66). Im Grunde sind die Forscher aus Boston in die gleiche Falle
getappt wie ca. 50 Jahre zuvor David Davies. Selbstauskünften von Problemtrinkern zu
ihrem Alkoholkonsum ist aus zwei Gründen zu misstrauen: 1. Vielleicht haben die Probanden im alkoholisierten Zustand und damit im eingetrübten Bewusstsein die Fragebögen fehlerhaft ausgefüllt; 2. Möglicherweise haben die Probanden im Sinne einer
sozialen Erwünschtheit die Fragen beantwortet, wobei sie die Normen und Werte der
Gesellschaft internalisiert haben und nun mit ihren Antworten ihrem „autoritären Über-
Ich" entsprechen. Rückfälle bei der Entwöhnung empfinden Suchtkranke als Scheitern
und sie fürchten die Reaktionen ihres Umfeldes auf ihr „Versagen", weswegen sie ger-
ne zweckmäßig übertreiben. Die Forscherinnen führen diesen Kritikpunkt an ihrem
Vorgehen auf, so als ob es eine Kleinigkeit wäre, doch ohne eine Kontrolle, z. B. durch
eine Blutentnahme zu mehreren Zeitpunkten der Untersuchung, hat diese Studie, die
lediglich auf Selbstauskünften von Trinkern beruht, leider keinen Aussagewert. Eine
Behandlung der Alkoholerkrankung ist etwas, das man eben nicht dem Selbstmanagement überlassen darf; selbst wenn man mehr oder minder „moderne" Technolo-
gien bei der Behandlung der Suchterkrankung einbezieht, sollte es doch wenigstens zu
punktuellen Kontakten zwischen Behandlern und Studienteilnehmern kommen.

4.2 Schwedische Zielkongruenz-Studie

Die schwedische Zielkongruenzstudie schließt inhaltlich an die Veteranenstudie an.
Während in der Veteranenstudie untersucht wurde, wie sich Muster in der Zielwahl und
Veränderungen in der Zielwahl auf das Therapieergebnis auswirken, so wurde in der
Kongruenzstudie untersucht, welche Auswirkungen Kongruenz und Inkongruenz von
individuellen Zielen und (vom Therapeuten aufgestellten) Therapiezielen auf das Therapieergebnis eines Alkoholsuchtprogrammes haben.
Die Forscher untersuchten zwei verschiedene Alkoholentwöhnungsprogramme, nämlich erstens ein traditionelles 12-Schritte-Programm der anonymen Alkoholiker (AA),
bei der gemäß der Statuten der AA das Ziel die Abstinenz ist, zweitens ein „psychody-
namic treatment" (Berglund et al. 2016, 875) mit dem Ziel des Trinkens mit geringem
Risiko. Die Forscher wählten hier Klumpen aus, d. h. die Studienteilnehmer/innen haben sich ihre Therapiegruppe selber ausgesucht. Alle Teilnehmer/innen der beiden
Therapieprogramme waren eingeladen, an der Studie teilzunehmen und alle jene, die
diese Einladung annahmen, wurden nun von den Forschern interviewt, wie ihre wirkli-
chen Ziele lauteten, weil diese nicht immer notwendig mit dem durch die Therapie-

gruppe vorgegebenen Zielen übereinstimmen mussten. Außerdem sollten die Studienteilnehmer/innen in einigen Fragebögen sich selber und ihr Trinkverhalten einschätzen. Da in der Suchtforschung festgestellt wurde, dass bei bisherigen Studien die Follow-Up-Untersuchungen recht zeitig nach Ende der Behandlung stattfanden, also noch bevor viele Behandelte wieder rückfällig wurden, dehnte man in dieser Studie den Zeitraum nach der Behandlung bis zur Nachfolgeuntersuchung auf 2,5 Jahre aus (vgl. Berglund et al. 2016, 875). Das hatte dann aber den erheblichen Nachteil, dass es bei der ersten Gruppe zu einem großen Dropout kam; wenn sich also die Teilnehmer/innen des Alkoholentwöhnungsprogramms der AA nicht von alleine meldeten, konnten die Wissenschaftler sie auch nicht kontaktieren, da nach den Bestimmungen der schwedischen AA die Unterlagen über die Teilnehmer/innen zwei Jahre nach Ende der Behandlung vernichtet werden müssen (vgl. Berglund et al. 2016, 876).

In der Gesamtschau beeinflusst weder die Kongruenz, noch die Nonkongruenz von individuellen Zielen und von außen vorgegebenen Zielen das Therapieergebnis; schaut man sich aber die einzelnen Kombinationen an, dann sticht heraus, dass Personen, die Abstinenz anstreben und sich auch in einem abstinentem Setting befinden, erfolgreicher bei der Alkoholentwöhnung sind als alle anderen. „It should be noted that in the abstinence-oriented treatment setting, there were only 4 patients (9%) with a congruent goal who reported a risk consumption at the follow-up compared to 17 patients (46%) in the setting with a low-risk drinking goal." (Berglund et al. 2016, 878)

Gut an dieser Studie ist, dass die Forscher/innen nicht alleine auf die Selbstauskunft der Probanden vertrauten, sondern zu mindestens beim 12-Schritte-Programm der anonymen Alkoholiker Blutuntersuchungen hinsichtlich von Markern für Alkoholkonsum durchführten: „During the treatment, all patients undergo control for alcohol intake by the use of biochemical marker, that is phosphatidylethanol." (Berglund et al. 2016, 875) Wenn bei diesen Untersuchungen festgestellt wurde, dass die Probanden weiter tranken, wurden die Blutuntersuchungen häufiger durchgeführt; indes blieben „Strafen", wie zum Beispiel der Studienausschluss, aus. Allerdings sind die Angaben in dieser Studie zu den Blutuntersuchungen widersprüchlich. So heißt es bei den Limitationen der Studie: „Fourth, the alcohol consumption data were based only on self-reports by the patients and no biochemical markers for alcohol consumption, such as carbohydratedeficient transferrin or phosphatidylethanol, were used." (Berglund et al. 2016, 879) Um den Widerspruch in dieser Studie aufzuklären, schrieb der Autor der vorliegenden Arbeit am 4. März 2019 eine Email an die Hauptverantwortliche der Studie, Kristina J. Berglund, die aber unbeantwortet blieb.

Auf jeden Fall hat sich das multidisziplinäre Forscherteam aus Schweden eine originelle und neuartige Fragestellung ausgedacht. Allerdings fehlt die Herleitung der Idee bzw. Überlegungen und Hypothesen dazu, was denn überhaupt der Grund für unter-

schiedliche Therapieergebnisse bei Inkongruenz oder Kongruenz sein könnte. Beflü-
gelt eine Zielharmonie den Teilnehmer eines Entwöhnungsprogramms und ist für ihn
die soziale Bindung zur Gruppe und deren Zielsetzung von besonderer Wichtigkeit?
Oder läuft eine Person erst durch trotzigen Widerstand gegen Autoritäten und deren
Zielvorgaben zu Höchstform auf? Es wirkt eher so, als ob die Forscherinnen alle Faktoren, die nur im Ansatz so erscheinen, als ob sie eine Auswirkung auf das Therapieergebnis haben könnten, systematisch in ihrer Auswirkung überprüfen.

Überraschend erscheint es aber auch, dass sich Alkoholabhängige, die von der Alkoholsucht loskommen wollen, sich wohl nicht immer für das Programm entscheiden, das
ihren eigenen Zielen am nächsten kommt. So stellen Berglund und Co. fest: „There
appeared to be fewer individuals with a goal of abstinence in the low-risk drinking-
oriented treatment setting as well as fewer individuals with a low-risk drinking goal in
the abstinence-oriented treatment setting. This may be due to the fact that participants
self-selected their treatment setting." (Berglund et al. 2016: 878) Doch bleiben die Wis-
senschaftler/innen aus Göteborg die Antwort schuldig, wieso eigentlich Personen, die
ein Trinken mit geringem Risiko anstreben, doch bei den AA landen, obwohl sie doch
wissen, dass die AA nur Abstinenz als Therapieziel akzeptieren.

**4.3 Schweizer Therapieeffizienzstudie: Sekundäranalyse zum Zusammenhang
von Trinkzielen, Alkoholkonsumgewohnheiten, Klientencharakteristika und Therapieergebnis**

Aus den Daten, die bei einer Schweizerischen Langzeitstudie an fünf verschiedenen
Schweizer Zentren zur Behandlung der Alkoholsucht von März 2011 und Januar 2015
ermittelt wurden, zogen Haug et al. einige Daten raus, um sie einer „Sekundäranalyse"
zu unterziehen; der Gesichtspunkt der vorliegenden Studie ist der Zusammenhang
zwischen den Präferenzen der Patienten bei den Therapie- bzw. Trinkzielen, ihrem
Alkoholkonsum zu Behandlungsbeginn, ihren besonderen Eigenschaften, dem Therapieergebnis und der Therapietreue. Bei der zu Grunde liegenden Langzeitstudie ging
es um Effektivität von ambulanter Alkoholsuchtbehandlung in der Schweiz. Die Behandlung bzw. „Intervention" umfasste folgende Bestandteile:

- Motivierende Interviews, bei der Pro und Contra der Abstinenz und der Alkohol-
  reduktion abgewogen wurden; Strategien, um das Therapieziel zu erreichen,
  wurden erörtert (vgl. Haug et al. 2017, 314).

- Kognitive Verhaltenstherapie, bei der die Patienten lernten, riskante Situationen
  zu identifizieren und präventiv beeinflusst werden, einen Rückfall zu vermeiden
  (vgl. Haug et al. 2017, 314).

- Selbstmanagement des Verhaltens und Führen eines Trinktagebuchs (vgl. Haug et al. 2017, 314).

Die Schweizer Studie brachte nachstehende Ergebnisse hervor:[7]

- Patienten, die Abstinenz anstrebten, hatten im Vergleich zu Personen, deren Ziel das KT war, folgende Eigenschaften:
  - o befanden sich eher in einer wiederholten Behandlung;
  - o wurden einer Behandlung durch eine Gesundheitseinrichtung zugewiesen;
  - o zeigten weniger Alkoholkonsum mit erhöhtem Risiko bei Entlassung;
  - o waren bei der Aufnahme bereits alkoholabstinent (vgl. Haug et al. 2017, 317).
- Abstinenz als das bessere Ziel:
  - o Patienten mit riskantem Alkoholkonsum bei der Aufnahme erreichten eher einen Alkoholkonsum ohne Risiko, wenn sie auf Alkoholabstinenz als auf kontrollierten Alkoholkonsum abzielten (vgl. Haug et al. 2017, 317).
- KT als das bessere Ziel:
  - o Patienten, die bei Studienaufnahme nicht auf riskante Weise Alkohol konsumierten, zeigten eine höhere Behandlungstreue, wenn sie KT anstatt von Abstinenz anstrebten (vgl. Haug et al. 2017, 317).
- Trinkziel gleichgültig:
  - o Bei Patienten mit riskantem Alkoholkonsum wirkte sich das Trinkziel nicht auf die Behandlungstreue aus (vgl. Haug et al. 2017, 317).
  - o Bei Patienten, die bei der Aufnahme nicht riskant tranken, gab es keinen Unterschied beim *Therapieergebnis* je nach Therapieziel (vgl. Haug et al. 2017, 317).

Haug et al. äußern eine Vermutung, warum Personen, die zu Beginn der Behandlung wenig oder gar nicht mehr tranken, bessere Ergebnisse in der Therapie erzielen, wenn sie sich KT als Ziel setzten: „A possible explanation is that abstinence presents a high barrier for many clients, particularly after withdrawal treatment, and not achieving this goal might result in lower motivation for treatment, less satisfaction with the changes achieved, shame, and finally, treatment dropout." (Haug et al. 2017, 319)

An Spekulationen dieser Art schließt sich auch die Kritik an der Studie an, denn anstatt lediglich quantitative Daten Klienten zu erheben, sollten sich Forscher/innen lieber für „mixed methods", also eine Kombination von quantitativen und qualitativen Methoden mit

---

[7] Haug et al. präsentieren ihre Ergebnisse derart dicht und komprimiert, dass es eines erheblichen Aufwandes bedurfte, um die einzelnen Erkenntnisse herauszuarbeiten.

einem Vertiefungsdesign entscheiden, um auch zu den Ursachen für die beobachteten Phänomene vorzudringen und damit letztendlich die Ergebnisse zu sichern.

Der zweite Mangel dieser Studie wird von der Schweizer Forschergruppe in ihren „Limitationen" selbst benannt: „Fourth, the outcome data concerning alcohol use were selfreported and not measured or verified by biochemical markers of alcohol use." (Haug et al. 2017, 319 f.) Bei Studien zur Behandlung der Alkoholsucht auf die Erhebung objektiver Daten zu verzichten, wird trotz der Davies-Pleite immerzu falsch gemacht. Im Gegensatz zur Veteranenstudie gab es jedoch zahlreiche Begegnungen zwischen den Klienten und dem Studienpersonal; durch kontinuierliche Beratungen, motivierende Gespräche und Therapiesitzungen kann das Fehlen objektiver Blutmesswerte kompensiert werden, wenn die Behandler/innen so professionell und erfahren sind, zu erkennen, wie belastbar die Äußerungen ihrer Klient/inn(en) zu ihrem Alkoholkonsum sind.

Als Hauptergebnis dieser Studie lässt sich dennoch ableiten, dass die Trinkziele individuell auf die Alkoholkonsumgewohnheiten der Patient/inn(en), die sie vor Studienbeginn an den Tag legten, abgestimmt werden sollten. Für Personen mit riskantem Alkoholkonsum bei Behandlungsbeginn kommt besser Abstinenz als Therapieziel in Frage, während Personen mit nicht riskantem Alkoholkonsum die Therapie wahrscheinlicher kontinuierlich bis zum regulären Abschluss durchführen, wenn KT ihr Ziel ist.

4.4 Schweizer Therapieeffizienzstudie: Sekundäranalyse zur Zielstabilität

Bei der zweiten Sekundäranalyse der Daten aus der Schweizer Therapieeffizienzstudie wurde das Subsample gegenüber der ersten, weiter oben beschriebenen Sekundäranalyse verkleinert (vgl. Haug et al. 2018, 2142). Von den 858 in der ersten Sekundäranalyse untersuchten Klienten wurden die Personen ausgeschlossen, die bei Behandlungsbeginn nicht gefährlich Alkohol zu sich nahmen oder dazu keine Angaben machten; außerdem wurden alle Personen ohne Zielangabe nicht berücksichtigt (vgl. Haug et al. 2018, 2142). Verblieb ein Sample von 543 Personen, das viel homogener als das Sample der ersten Sekundäranalyse war. Zusätzlich zu den weiter oben genannten Fragen interessierte die Forscher bei der zweiten Sekundäranalyse Stabilität und Wechsel bei den Therapiezielen, also Abstinenz oder KT (vgl. Haug et al. 2018, 2141). Folgende Erkenntnisse konnten die Forscher gewinnen:

- Das zahlenmäßige Verhältnis von Personen, die Abstinenz anstrebten, zu Personen, die auf KT abzielten, blieb gleich, weil etwa genauso viele Patienten, die zunächst Abstinenz anstrebten, dann zu KT wechselten und umgekehrt. Die restlichen 69 % der Studienteilnehmer/innen blieben ihrem zu Studienbeginn gesetzten Ziel treu (vgl. Haug et al. 2018, 2148).

- Personen, die sich für Abstinenz gleich schon zu Beginn der Therapie entschieden, konsumierten kurz vor Studienbeginn mehr Alkohol als diejenigen
  Klienten, die sich zu Studienbeginn für KT entschieden (vgl. Haug et al. 2018,
  2148 f.)

- Bei Abstinenzlern war die Wahrscheinlichkeit höher, dass sie bei der zweiten
  Follow-Up-Untersuchung noch ungefährlich oder gar nicht tranken als bei Klienten, die sich für das KT entschieden hatten (vgl. Haug et al. 2018, 2149).

5 Diskussion

Zwei Hauptprobleme des KT können ermittelt werden:

I. Die Kontrolle des Alkoholkonsums ist ein Widerspruch in sich, weswegen Soyka et
al. schreiben: „Die Fähigkeit alkoholabhängiger Patienten, kontrolliertes Trinken (KT)
zu erlernen, ist schon aufgrund konzeptueller Überlegungen zweifelhaft. Zur Diagnose-
stellung ist per definitionem (ICD–10, DSM–IV) `Kontrollminderung´ ein zentrales Ab-
hängigkeitskriterium." (Soyka et al. 2015: 325) Alkohol führt zu Kontrollverlust und der
fromme Wunsch des Problemtrinkers oder der Problemtrinkerin, seinen/ihren Alkoholkonsum zu regulieren, verfällt, sobald er/sie ein oder mehrere Gläser Alkohol konsu-
miert hat.

II. Da die Alternativhypothese, dass nur Abstinenz den/die Alkoholkranke/n vor einem
Rückfall in die Alkoholsucht zu bewahren vermag, durchaus zutreffen kann, so wirkt
sich eine Intervention mit KT bei Alkoholiker/innen möglicherweise schädlich aus und
er wird erst durch die Intervention rückfällig. Interventionen, die sich schädlich auf die
Probanden auswirken können, sind ethisch bedenklich.

Dem ist folgendes entgegenzuhalten:

zu I. Der Einwand trifft zu, solange der Alkoholsüchtige alleine auf sich gestellt ist; aber
in einem Setting, bei dem der Suchtkranke von Pflegern, Therapeuten und Ärzten um-
geben ist, ergibt sich wenigstens die Möglichkeit des Personals, auf den Bewohner
einzuwirken und sein Trinkverhalten zu modifizieren.

zu II. Dieser Einwand ist richtig und es ist verwunderlich, dass die ethischen Kommis-
sionen Studien dieser Art ihre Zustimmung erteilt haben. Indes geht es im vorliegenden
Text nicht um Planung einer weiteren Studie, sondern um Auswertung bereits vorhan-
dener Studien und so genießt man gewissermaßen die „Früchte des verdorbenen
Baums": eine ethisch bedenkliche Methode hat Ergebnisse herbeigeführt, die nun mal
da sind und wenn sie sowieso da sind, kann man sie auch verwenden, weil sich auch
rückwirkend nichts mehr an der Beschaffungsweise der Erkenntnisse ändern lässt.

Wir können also summa summarum festhalten, dass immer auch individuell abgewägt
werden sollte, welche Behandlungsmethode und welches Therapieziel für den Patien-

ten bzw. die Patientin am besten geeignet ist, um sich vom Alkohol zu lösen; während zwar Abstinenz in den meisten Fällen das beste Ziel für eine nachhaltige Alkoholentwöhnung ist, so sollte sich das Gesundheitspersonal nicht dogmatisch daran festhalten, sondern für ein spezifisches Klientel auch ein niederschwelliges Angebot mit Trinkziel und Konsumkontrolle bereithalten.

6 Schlussfolgerungen für Praxis, Lehre und Forschung

Praxis

Der Risikokonsum von Alkohol in der Altersgruppe von 65 bis 79 Jahren ist im Vergleich zu den jüngeren Gruppen am geringsten (vgl. Hapke et al. 2013, 811). Wenn aber in dieser Gruppe jemand alkoholkrank ist, so gesellen sich zur Suchterkrankung meistens noch andere Leiden und Handicaps hinzu. Multimorbide, pflegebedürftige Suchtkranke mit Verwahrlosungstendenzen, die oftmals an kognitiven Defiziten leiden und über Jahrzehnte an Alkoholkonsum gewöhnt sind und alle Tricks und Schliche kennen, um an Alkohol zu gelangen und ihn zu verbergen, sind sehr schwer von der Pflege in den Griff zu bekommen, gerade in der vollstationären Altenpflege. Hier ist Abstinenz nicht unbedingt das beste Ziel. In der Berufspraxis hat der Autor die Erfahrung gesammelt, dass für die Bewohner/innen ein individuell zugeschnittener Plan zum Umgang mit Alkoholismus erarbeitet werden sollte. Folgende Möglichkeiten der Einflussnahme wären in der stationären Altenpflege denkbar:

Abstinenz: Bewohner/in (Bew.) ist körperlich und/oder geistig nicht mehr in der Lage, Alkohol zu besorgen oder Bew. trinkt noch nicht so lange problematisch oder er/sie ist ein leichter Alkoholiker.

Kontrolliertes Trinken: Zielgruppe 1: Bew. ist körperlich und/oder geistig nicht mehr in der Lage, Alkohol zu besorgen, hat aber Angehörige, die mit ihm/ihr Alkohol trinken wollen; Kooperation des Pflegepersonals mit den Angehörigen vonnöten.

Zielgruppe 2: Bew. kann sich selbst Alkohol besorgen; hier Einflussnahme durch Taschengeldkontrolle, die gleich schon bei Heimvertragsabschluss mit dem Bew. und den Angehörigen vereinbart wird.

Alkoholfreie Getränke: Bew. ist körperlich und/oder geistig nicht mehr in der Lage, Alkohol zu besorgen; ihm/ihr geht es aber vor allem um den Geschmack des Getränks.

Laissez-faire: Notlösung, wenn es der Einrichtung an Personal, Interesse und Konzepten fehlt.

Lehre

Der Autor hat selbst als Honorardozent im Unterricht am Bildungswerk Kreuzberg einem Altenpflegekurs das betreute Trinken vorgestellt. Wichtig ist, dass der Lehrer die

Argumente, die für das Für und Wider der Methode sprechen, ausführlich darlegt. Die Schüler/innen sind so mündig (Berufsbildung = Erwachsenenbildung!), dass sie sich ein eigenes Urteil bilden können, ob kontrolliertes bzw. betreutes Trinken eine probate Methode ist, um den Suchtkranken einen Ausweg aus den Tiefen ihres Alkoholismus zu weisen oder ob es eher schädlich für sie ist.

Forschung

Bisher ist keine einzige empirische Studie zu betreutem Trinken bekannt. Es liegen lediglich fünf Texte unterschiedlicher Qualität zum Thema „betreutem Trinken" vor, die eher Berichtscharakter haben: Zwei Beiträge in Kongressreadern (Wolff 2005, Ihlefeld 1999); ein Bericht aus dem Pflegefachmagazin „Heilberufe" (Landschek 2014); eine unveröffentlichte Masterarbeit aus der Schweiz mit einer ethischen Fragestellung (Rast 2015); eine Hochschulschrift (Naumann 1999) und ein Erfahrungsbericht aus einer wissenschaftlichen Zeitschrift (Böhlke, Schäfer 2002). Das bedeutet, dass die stationären Einrichtungen, die betreutes Trinken anbieten, dies nicht evidenz-basiert tun; schade, dass die Erfahrungen, die auf diesen Stationen bzw. Wohnbereichen gesammelt werden, nicht systematisch ausgewertet und dem Gemeinwesen zur Verfügung gestellt werden, denn vielleicht könnte dies eine Anregung auch für weitere Einrichtungen sein, ebenso mit der oben beschriebenen Zielgruppe zu verfahren. Landschek hat bemerkt, dass die Einrichtungen etwas verschämt mit dem betreuten Trinken umgehen und auf ihren Webseiten gar nicht auf dieses spezielle Angebot hinweisen.

Aus der Literatur kann man entnehmen, dass folgende Einrichtungen „betreutes Trinken" anbieten:

- Haus „Silberdiestel" in Sipplingen, Gemeinde im Bodenseekreis in Baden-Württemberg (Wolff 2005).
- Haus „Abendsonne" in Zapkendorf, Landkreis Güstrow in Mecklenburg-Vorpommern; Träger: Volkssolidarität (Ihlefeld 1999).
- Pflegeheim „Haus Zufriedenheit" OT Friedrichshagen, Dorfstraße 14, 18279 Wattmannshagen in Mecklenburg-Vorpommern; Träger: Volkssolidarität (Ihlefeld 1999).
- Haus „Am Fernsehturm", Alten- und Pflegeheim der Sozius Pflege- und Betreuungsdienste in Schwerin (Landschek 2014, 47).
- Altenzentrum St. Josefshaus in Düsseldorf (Landschek 2014, 47).
- weitere Einrichtungen in Hannover und Bremen (Landschek 2014, 47).
- Wohnheim Sonnenburg an der Amriswilerstrasse in Weinfelden, Schweiz (Rast 2015).

Verzeichnis der zitierten Literatur[8]

Alcoholics Anonymous (Hrsg.) (2001): *The Story of How Many Thousands of Men and Women Have Recovered from Alcoholism*. Fourth Edition New and Revised. New York: Alcoholics Anonymous World Services

Behrens, J, Langer G (2010): Evidence-based Nursing and Caring. Methoden und Ethik der Pflegepraxis und Versorgungsforschung. 3., überarbeitete und ergänzte Auflage. Bern: Huber

Berglund K J et al. (2016): Is There A Need for Congruent Treatment Goals Between Alcohol-Dependent Patients and Caregivers? In: *Alcoholism: Clinical and Experimental Research* 4, 874-879

Böhlke P, Schäfer B (2002): Darstellung eines Praxisprojektes zum fremdbestimmten kontrollierten Trinken im Pflegeheim „Haus Abendsonne". In: *Suchttherapie* 3, 103-105

Davies D L (1962): Normal Drinking in Recovered Alcohol Addicts. In: *Quarterly journal of studies on alcohol* 1, 94-104

Deutsche Hauptstelle für Suchtfragen e. V. (Hrsg.) (2017). Alkoholabhängigkeit. Suchtmedizinische Reihe Band 1. https://www.dhs.de/fileadmin/user_upload/pdf/Broschueren_Archiv/Suchtmed_Reihe_1_Alkohol.pdf, letzter Zugriff am 07.03.2019

Edwards G (1985): A Later Follow-Up of a Classic Case Series: D. L. Davies's 1962 Report and Its Significance for the Present. In: *Journal of Studies on Alcohol* 3, 181-190

Enggasser J L et al. (2015): Drinking goal choice and outcomes in a Web-based alcohol intervention: Results from VetChange. In: *Addictive Behaviors* 42, 63-68

Hapke U et al. (2013): Riskanter Alkoholkonsum und Rauschtrinken unter Berücksichtigung von Verletzungen und der Inanspruchnahme alkoholspezifischer Beratung. In: *Bundesgesundheitsblatt* 5/6, 809 - 813

Haug S et al. (2017): Drinking Goals and Their Association With Treatment Retention and Treatment Outcomes Among Clients in Outpatient Alcohol Treatment. In: *Substance Use & Misuse* 3, 313-321

Haug S et al. (2018): Drinking Goal Trajectories and Their Association with Client Characteristics and Outcomes among Clients in Outpatient Alcohol Treatment. In: *Substance Use & Misuse* 13, 2140-2151

Herdmann, T H, Shigemi K (2018) NANDA International, Inc. Nursing Diagnoses. Definitions and Classification. 2018 - 2020. Eleventh Edition. New York et al.: Thieme

Heuwinkel-Otter A et al. (2011). *Pflegediagnosen für die Kitteltasche*. Berlin, Heidelberg: Springer Medizin

Ihlefeld U (1999): Kontrollierte Alkoholvergabe. In: Zerdick, J (Hrsg.) *Entwicklungen in der Suchtmedizin: 7. Suchtmedizinischer Kongreß der DGDS*. Berlin: VWB - Verlag für Wissenschaft und Bildung, 233-243

---

[8] Ohne jene Literatur, die sich bei der Recherche ebenfalls angesammelt hat und dann doch nicht zitiert wurde.

Johnson M et al. (2012): *NOC and NIC Linkages to NANDA-I and Clinical Conditions. Supporting Critical Reasoning and Quality Care.* Third Edition. Maryland Heights: Elsevier Mosby

Körkel J (2015): Kontrolliertes Trinken bei Alkoholkonsumstörungen: Eine systematische Übersicht. In: *Sucht* 3, 147-174

Kruse G K et al. (2000): *Alkoholabhängigkeit erkennen und behandeln.* Bonn: Psychiatrie-Verlag

Landschek I (2014): Betreutes Trinken verhindert Isolation. In: *Heilberufe / Das Pflegemagazin* 5, 46-47

Moher D, Liberati A, Tetzlaff J, Altman DG, The PRISMA Group (2009): Preferred Reporting Items for Systematic Reviews and Meta-Analyses: The PRISMA Statement. PLoS Med 6(7): e1000097. doi:10.1371/journal.pmed1000097 www.prisma-statement.org, letzter Zugriff am 07.03.2019

Naumann W, Ihlefeld U (1999): *Sozialpädagogische Betreuung von Alkoholkranken in Heimen unter besonderer Berücksichtigung des kontrollierten Trinkens.* Rostock: Neuer Hochschulschriftenverlag

Rast M S (2015). Ist es moralisch erlaubt, alkoholkranken Menschen in einer Wohneinrichtung Alkohol abzugeben? Unveröffentlichte Abschlussarbeit im Master of Advanced Studies in Applied Ethics, Philosophische Fakultät und Theologische Fakultät der Universität Zürich

Soyka M et al. (2005): Kontra [Kontrolliertes Trinken als sinnvolle und notwendige Behandlungsoption]. In: *Psychiatrische Praxis* 7, 325 - 326

Universität Halle (Hrsg.) (2010): Kritische Beurteilung einer Interventionsstudie http://www.medizin.uni-halle.de/index.php?id=572, letzter Zugriff am 06.03.2019[9]

Wolff S (2005): Selbstbestimmt kontrolliertes Trinken im Altenheim. In: Abderhalden C, Needham I (Hrsg.): *Psychiatrische Pflege - Verschiedene Settings, Partner, Populationen.* Unterostendorf: IBICURA, 98-107

---

[9] Hier ist ein merkwürdiger Fall von zirkulärem Verweis vorzufinden, bei der man in eine Endlosschleife gerät: Auf der Checkliste zur „kritischen Beurteilung einer Interventionsstudie", die man auf der Website der Uni Halle runterladen kann, wird man auf das Buch von Behrens und Langer mit dem Titel „Evidence-based Nursing and Caring" aus dem Jahr 2010 verwiesen, wo in etwa die Kriterien des Fragebogens erklärt werden, die Checkliste selbst aber nicht vorzufinden ist; dort aber findet sich ein Verweis auf die Checkliste im Internet. Wer sind denn nun aber die Autoren der Checkliste? Bilden Buch und Checkliste eine zusammengehörige Einheit?

Anhang 1: Suchstrategie, dargestellt durch das „PRISMA-Flussdiagramm"

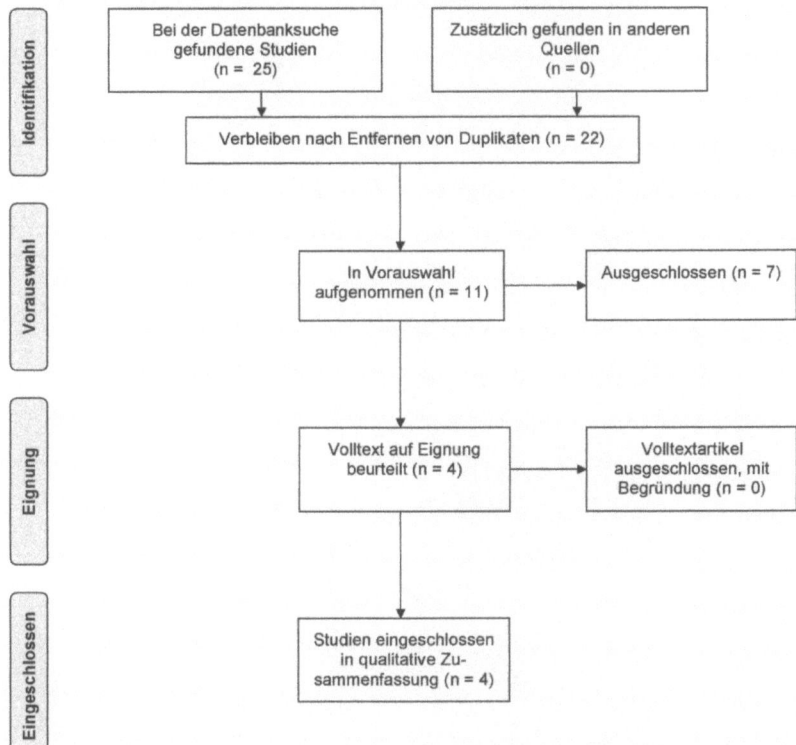

Quelle der Vorlage: Moher D, Liberati A, Tetzlaff J, Altman DG, The PRISMA Group
(2009): Preferred Reporting Items for Systematic Reviews and Meta-Analyses: The
PRISMA Statement. PLoS Med 6(7): e1000097. doi:10.1371/journal.pmed1000097
www.prisma-statement.org, letzter Zugriff am 07.03.2019

Anhang 2: Anwendung der Interventionscheckliste der Uni Halle auf Studien zu kontrolliertem Trinken

	Enggasser, 2015, USA	Berglund, 2016, Schweden	Haug, Schweiz, 2017 1. Sekundäranalyse	Haug, Schweiz, 2018 2. Sekundäranalyse
1. Wie wurden die Teilnehmer rekrutiert und den Untersuchungsgruppen zugeteilt? Randomisierung? wie?	Randomisierung: Gezielte Facebookwerbung; Personen, die sich meldeten & auf die Suchkriterien zutrafen, wurden nach Zufallsverfahren auf 2 Gruppen verteilt. Von 600 Studienteilnehmer/innen wurde ein Subsample von 305 Teilnehmer/innen rausgesucht, deren Daten hier untersucht wurden (Sekundäranalyse).	Klumpenauswahl: 2 Gruppen wurden ausgesucht: 1. Gruppe der AA mit 12-Schritte-Programm & Abstinenzziel (Setting 1); 2. Gruppe mit Verhaltenstherapie mit „Low-Risk Drinking" als Ziel (Setting 2). Alle Gruppenteilnehmer/innen konnten an der Studie teilnehmen. Ausnahme: Drogensucht o. psychiatrische Komorbidität.	Klumpenauswahl und Ausschlussverfahren: Einladung aller Teilnehmer/innen von Alkoholentwöhnungsprogrammen in 5 Schweizer Behandlungszentren, die die Behandlung zwischen 03/2011 und 11/2012 begannen & vor 12/2013 beendeten; wer zustimmte und die Einschlusskriterien erfüllte, wurde in die Studie aufgenommen.	Subsample von 543 Klienten der nebenstehenden Studie nach folgenden Kriterien: 1. Klienten mit gefährlichem Alkoholkonsum, d. h. laut AUDIT-C mit einem Grenzwert von ≥ 4 für Frauen und ≥ 5 für Männer; 2. Klienten, die bei der Behandlungsaufnahme ihr Trinkziel bestimmten.
2. Wie viele Patienten, die anfangs in die Studie aufgenommen wurden, waren am Ende noch dabei? Wurden die Ausfallraten begründet, z. B. Umzug, Tod, Verletzung des Protokolls? Followup > 80%?	305 Teilnehmer/innen 252 davon nahmen am Assessment direkt nach der Studie teil. 229 nahmen an einem Follow-Up Assessment drei Monate später teil → Follow-Up < 80 %.	201 Teilnehmer/innen (davon 105 Setting 1, 96 Setting 2) Dropout insgesamt 24 %; Dropout Setting 1: 31 % (= anonyme Alkoholiker, Akten mussten vernichtet werden) Dropout Setting 2: 16 %	Von den 858 Klienten, die an der Studie teilgenommen haben, nahmen 311 (36,2 %) am Assessment am Ende der Behandlung teil, 532 (62,0 %) 6 Monate nach Behandlungsende und 512 (59,7 %) 12 Monate nach Behandlungsende teil.	Von den 543 Klienten haben 182 (33,5 %) am Ende der Behandlung die Fragebögen komplett ausgefüllt, 342 (63,0 %) haben an der Folgeuntersuchung 6 Monate nach Behandlungsende und 325 (59,9 %) 12 Monate nach Behandlungsende teilgenommen.
3. Waren die Teilnehmer, das Personal und die Untersucher verblindet? Wenn nein: wäre eine Verblindung möglich und ethisch vertretbar gewesen?	Teilnehmer/innen waren zur aktiven Teilnahme verpflichtet (Webmodule, Hausarbeiten) und konnten nicht verblindet werden.	Rekrutierung erfolgte nach Entscheidung für eine Intervention. Durch bewusste Klumpenauswahl keine Verblindung des Personals möglich.	Es handelte sich um keine kontrollierte Studie, d. h. alle Studienteilnehmer/innen haben die gleiche Intervention (Motivational Interviewing, kognitive Verhaltenstherapie, Trinktagebuch) erhalten und es gab keine Kontrollgruppe; Unterschiede gab es lediglich in der Zielsetzung; hier hatten die „Klienten" vier Auswahlmöglichkeiten: 1. Abstinenz, 2 KT, 3. unentschieden, 4. keine Einschränkung des Alkoholkonsums. Unklar ist, ob das gesamte beteiligte Studienpersonal die unterschiedlichen Trinkziele der Teilnehmer/innen kannte.	
4. Waren die Untersuchungsgruppen zu Beginn der Studie ähnlich? Geschlecht, Alter, Krankheitsstadium, Bildung, Beruf? Keine signifikanten Unterschiede?	m 86,9 % / w 13,1 % Alter 18 - 65 J., ⌀ 31,6 J. 79,1 % „Caucasian" Gruppe moderates Trinken: häufiger „Percent Heavy Drinking Days": Gruppe Abstinenz: 3 Monate vor Studie häufiger Drogenprobleme AUDIT 8-25 m; 5-25 w alles Soldaten	Signifikante Unterschiede bei Alter, Geschlecht, Schuljahren und Alkoholkonsum. Nicht signifikante Unterschiede bei Universitätsjahren, Beziehungsstatus, Beschäftigung, Jahre mit Alkoholproblemen und Alkoholabhängigkeit.	Das Sample ist heterogen, was jedoch bei einer Klumpenauswahl auch trotz des Ausschlussverfahrens in der Natur der Sache liegt: Der Cluster formiert sich selbst. Wer sich für die Behandlung freiwillig anmeldet oder von einer Institution dazu veranlasst wird, ist mit dabei, solange er nur die Einschlusskriterien erfüllt.	Das Subsample war wesentlich homogener als die Gruppe von Klienten, aus der es gezogen wurde.

	Enggasser, 2015, USA	Berglund, 2016, Schweden	Haug, Schweiz, 2017 1. Sekundäranalyse	Haug, Schweiz, 2018 2. Sekundäranalyse
5. Wurden die Untersuchungsgruppen – abgesehen von der Intervention – gleich behandelt? Unwahrscheinlich, dass andere Faktoren die Ergebnisse beeinflusst haben?	1 Gruppe mit 196 Probanden startet später. Sowohl die erste, als auch die zweite Gruppe war zweigeteilt; es gab jeweils eine Gruppe von Probanden, die abstinent werden wollten und es gab jeweils eine Gruppe von Probanden, die moderat trinken wollten.	Unterschiede in den Charakteristika; es wurden korrelationale Analysen dieser Daten in Bezug auf das Behandlungsergebnis in der Follow-Up-Untersuchung durchgeführt: potentielle Confounders haben keine Auswirkung auf Ergebnisse.	Es finden sich keine expliziten Hinweise auf confounders oder ungleiche Behandlung der verschiedenen Gruppen. Jedoch handelt es sich um ein „multicenter trial", das in fünf verschiedenen Alkoholsuchtbehandlungszentren in vier Schweizer Städten (Zürich, Bern, Aarau und Baden) zwischen März 2011 und Januar 2015 stattgefunden hat (vgl. Haug, Schaub 2016, 2). Es ist also nicht völlig auszuschließen, dass regionale oder örtliche Besonderheiten, Unterschiede bei den Behandlungszentren und Veränderungen im Zeitlauf Einfluß auf das Ergebnis nahmen.	
6. Wurden alle Teilnehmer in der per Randomisierung zugeteilten Gruppe bewertet? Wechselte kein Teilnehmer die Gruppe?	20 % der Teilnehmer/innen wechselte die Gruppe während der Studie → 4 Gruppen: abstinent, moderat zu abstinent, moderat zu moderat. Gruppenwechsel in dieser Studie war durchaus möglich und erwünscht.	Kein/e Teilnehmer/in hat die Gruppe gewechselt, aber es gab auch keine Randomisierung.	Keine Randomisierung; Klient/inn(en) wählten ihr Therapieziel selbst, d. h. teilten sich selber einer Gruppe zu. Die ursprüngliche Zielsetzung der Probanden und die dadurch erfolgte Gruppenzuteilung wurde in der Auswertung berücksichtigt. Während der Studie wechselten einige Personen, die zunächst Abstinenz anstrebten, zu KT; etwa die gleiche Zahl an Patienten wechselte vom KT zur Abstinenz (vgl. Haug et al. 2018, 2140).	
7. War die Größe der Stichprobe ausreichend gewählt, um einen Effekt nachweisen zu können? Power?	Power wurde nicht errechnet	Power wurde nicht errechnet	Power wurde nicht errechnet, jedoch größte Teilnehmer/innenzahl der vorliegenden Studien.	Power wurde nicht errechnet.
8. Stehen die Ergebnisse im Einklang mit anderen Untersuchungen auf diesem Gebiet? Aussagekraft?	Ja, Körkel (2015) führt in seiner Übersichtsarbeit zahlreichen korrespondierende Studien auf.	Pionierstudie genau zu dieser Fragestellung. Erkenntnis, dass freie Auswahl des Therapieziels das Ergebnis bestimmt, auch durch andere Studien bestätigt.	Haug et al. sehen Übereinstimmungen ihrer Ergebnisse mit zahlreichen anderen Studien.	Haug et al. behaupten, dass bisher so fein ausdifferenziert Therapieverläufe hinsichtlich ihrer Zieländerung nicht untersucht wurden.
9. Wie ausgeprägt war der Behandlungseffekt? Relative RisikoReduktion, Absolute RisikoReduktion? NumberNeededToTreat?	Behandlungseffekt wurde in dieser Weise nicht ermittelt. Diese Stichpunkte finden sich nicht in der vorliegenden Studie.	Behandlungseffekt wurde in dieser Weise nicht ermittelt. Diese Stichpunkte finden sich nicht in der vorliegenden Studie.	Behandlungseffekt wurde in dieser Weise nicht ermittelt. Diese Stichpunkte finden sich nicht in der vorliegenden Studie.	Behandlungseffekt wurde in dieser Weise nicht ermittelt. Diese Stichpunkte finden sich nicht in der vorliegenden Studie.
10. Sind die unterschiedlichen Ergebnisse nicht nur auf einen Zufall zurückzuführen? pWert?	Zu Studienbeginn stark Alkohol konsumierende Klienten verbesserten sich nach der Maßnahme signifikant weniger ($p < 0{,}001$ für alle Maßnahmen); Der beobachtete Effekt war jedoch in allen vier Gruppen ähnlich (p-Werte der Interaktion = .597, .497, .599 bzw. .315)"	Es stellte sich heraus, dass bei Kongruenz zwischen Ziel der Behandlung und individuellem Ziel die Abstinenzorientierung signifikant wirksamer ist als der angestrebte moderate Alkoholkonsum. Der p-Wert war kleiner als 0,01.	Die Autoren schreiben hierzu: „Only variables significant at $p < .05$ were retained in the final model" (Haug et al. 2017, 316).	Die Autoren beschreiben ein kompliziertes, mehrstufiges, statistisches Verfahren, bei dem signifikante Variablen, bei denen der p-Wert kleiner als .05, war, neben der Variable „Behandlungszentrum" ausgewählt wurden. Andere nicht-signifikante Variablen verschwanden.

Hausarbeit: Kontrolliertes Trinken

	Enggasser, 2015, USA	Berglund, 2016, Schweden	Haug, Schweiz, 2017 1. Sekundäranalyse	Haug, Schweiz, 2018 2. Sekundäranalyse
11. Wie präzise sind die Ergebnisse? Konfidenzintervalle? Anwendbarkeit	Konfindenzintervalle wurden berechnet. Allerdings waren die Ergebnisse unpräzise, da sie auf Selbstauskunft von Problemtrinkern beruhte. Webbasierte Interventionen eignen sich nur für technikaffine Personen, die gerade im Heimbereich (noch) nicht immer anzutreffen sind.	Präzision in dieser Studie wurde u. a. durch die Kontrolle der Blutwerte der Probanden erlangt, die am Entwöhnungsprogramm der AA teilnahmen. Konfidenzintervalle wurden nicht berechnet. Die Ergebnisse sollten bei weiteren Behandlungen der Alkoholsucht durchaus Anwendung finden.	Konfidenzintervalle wurden berechnet. Es wurde über Jahre hinweg eine riesige Datenmenge einer sehr heterogenen Population an verschiedenen Orten eines Landes erhoben. Die mit sehr hohem Personalaufwand und u. a. vielen Fragebögen ermittelten Daten wirken präzise.	
12. Sind die Ergebnisse auf meine Patienten übertragbar? Ähnliche Patienten, ähnliche Umgebung?	Für betreutes Trinken in Altenheimen. nicht relevant, da das Durchschnittsalter der Probanden 31,6 Jahre beträgt.	Interventionen fanden ambulant statt; Abstand des Durchschnittsalters der Teilnehmer dieser Studie zum Alter von Heimbewohnern ist geringer als der Abstand der Teilnehmer/innen der Veteranen-Studie.	Vom Durchschnittsalter her jünger als Heimbewohner/innen, jünger als in der Kongruenzstudie, älter als in der Veteranenstudie. Vorteil dieser Studie: Heterogenität, also so wie auch das Heimpublikum bunt durchmischt.	Zum Teil sind die Klienten dieser Studie in der Altersgruppe, die man auch in Einrichtungen der stationären Altenpflege vorfindet. 30,8 %, also 167 Personen, sind zwischen 51 und 84 Jahre alt.
13. Wurden alle für mich wichtigen Ergebnisse betrachtet? Nebenwirkungen? Compliance?	Nein! Aussagen der Probanden wurden nicht objektiv überprüft. Daten basieren auf Selbstauskünften.	Bei den AA fanden regelmäßige Blutkontrollen statt. Waren die Biomarker zu hoch, fanden häufigere Kontrollen statt, jedoch keine Strafen und kein Ausschluß.	Störend sind die Vermutungen von Haug et al. zu den Ursachen des Patientenverhaltens in der Diskussion, denn wenn man „Mixed Methods" zur Anwendung gebracht hätte, also eine Kombination von quantitativen und qualitativen Methoden in einem Vertiefungsdesign, hätte man durch offene, leitfadengestützte Interviews den Ursachen für die beobachteten Phänomene vortrefflich auf den Grund gehen können. So bleibt es bei Spekulation, Mutmaßung und Verdacht.	
14. Ist der Nutzen die möglichen Risiken und Kosten wert? Kostenanalyse?	Die Kosten für eine vollautomatische, webbasierte Verhaltenstherapie werden gering sein, da kein Therapeut teure Einzel- oder Gruppentherapien durchführt. Risiko (= keine Aussagekraft) überwiegt jedoch!	Laut Studie trugen die Kosten für die Interventionen die Arbeitgeber der Teilnehmer/innen. Den Arbeitgebern ist es an der Arbeitskraft ihrer Mitarbeiter gelegen. Sonst liegen keine Angaben zu den Kosten und dem Nutzen vor.	Sehr aufwändige Behandlung mit MI und kognitiver Verhaltenstherapie über Jahre hinweg; dafür aber eine sehr hohe Dropoutquote. Allerdings wurde eine Kostenanalyse seitens der Studienautor/innen nicht vorgenommen. Man müsste die Erfolge und Verluste durch die Intervention mit den Einsparungen bei der Behandlung der Alkoholismusfolgeschäden gegenrechnen.	

Anhang 3: Benotung der Glaubwürdigkeit derStudien (Bias-Vermeidung)

	Enggasser, 2015, USA	Berglund, 2016, Schweden	Haug, Schweiz, 2017 1. Sekundäranalyse	Haug, Schweiz, 2018 2. Sekundäranalyse
Selektionbias (systematische Unterschiede in den Gruppen, ungleiche Confounderverteilung)	abstinente Gruppe mehr Suchtprobleme im Vorfeld, moderate Trinker mehr „percent heavy drinking days" im Vorfeld. Note 3	Gruppen sind unterschiedlich, was Alter, Geschlecht, Schuljahre und Menge des Alkoholkonsums anbetrifft. Note 4	Die gesamte Studienpopulation wird als heterogen beschrieben. Die Zielsetzung mit Patientiencharakteristika, Trinkgewohnheiten und Therapieergebnis in Beziehung zu setzen, war gerade im Blickfeld der Studie; insofern war die Heterogenität und die unterschiedliche Gruppenzusammensetzung gerade zweckdienlich. Störfaktoren können lokale und regionale Besonderheiten sein, da die Studie in fünf verschiedenen Behandlungszentren in vier verschiedenen Städten stattfand. Bei Langzeitstudien sind von außen einwirkende Einflussfaktoren, die Denken und Verhalten der Studientelnehmer/innen beeinflussen, natürlich. Note 3	Im Vergleich zur ersten Sekundäranalyse wurde bei der 2. Sekundäranalyse ein relativ homogeneres Sub-Sample gezogen; damit sind die Probanden des 2. Subsamples besser vergleichbar, als die Probanden bei der ersten, Sekundäranalyse. Note 2
Performancebias (Placeboeffekt)	Placeboeffekt war nicht möglich, keine Note	Placeboeffekt war nicht möglich, keine Note	Placeboeffekt war nicht möglich, keine Note	Placeboeffekt war nicht möglich, keine Note
Attritionbias (systematische Unterschiede bzgl. Studienabbrecher, -Wechsler)	Abbrecherquote bei webbasierten Studien nicht unüblich, Note 1	hohe Abbrecherquote bei Gruppe 1 wegen der strengen Datenschutzbestimmungen der AA. Note 4	insgesamt hohe Dropoutquote mit unklarer Ursache; eine Systematik ist beim Dropout nicht festzustellen. Note 3	insgesamt hohe Dropoutquote mit unklarer Ursache; eine Systematik ist beim Dropout nicht festzustellen. Note 3
Beobachterbias (systematische Unterschiede in der Outcomemessung)	Verblindung, Note 1	Beobachterbias möglich, doch nicht nachweisbar. Note 3	Beobachterbias möglich, doch nicht nachweisbar. Note 3	Beobachterbias möglich, doch nicht nachweisbar. Note 3

Anhang 4: Gesamtbewertung der Studien zu kontrolliertem Trinken

Vorbemerkung

Ist ein Kriterium der Checkliste aus Halle erfüllt (= grüne Hintergrundfarbe), wird ein Punkt vergeben; wird das Kriterium nicht erfüllt (= rote Hintergrundfarbe), wird kein Punkt vergeben; wird das Kriterium halb erfüllt (= gelbe Hintergrundfarbe), gibt es einen halben Punkt. Die Bias wird nach Schulnoten beurteilt und gesondert berechnet, wobei sich eine Durchschnittsnote ergibt. Die Einschätzung der Brauchbarkeit einer Studie hängt weder von der Gesamtpunktzahl, noch von der Schulnote zum Biaseffekt ab, sondern von der Bewertung in einzelnen, entscheidenden Punkten. Die Gesamteinschätzung wird im Kommentar begründet.

Legende

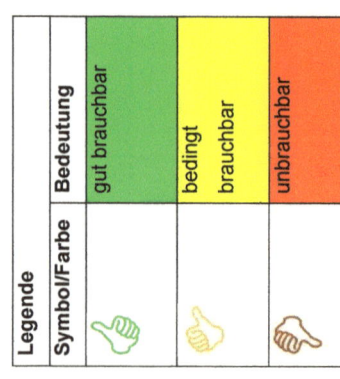

Symbol/Farbe	Bedeutung
👍	gut brauchbar
👍	bedingt brauchbar
👎	unbrauchbar

	Kriterien	Bias-Note	Wertung	Kommentar
Enggasser, 2015, USA	7,0/14	1,7	👎	Diese Studie ist unbrauchbar, da die Daten auf zweifelhaften Selbstauskünften von Problemtrinkern beruhen und keine objektiven Messungen (Blutanalysen) vorgenommen wurden. Grundsätzlich ist in Frage zu stellen, ob eine Alkoholentwöhnung vollautomatisiert bzw. „webbasiert" verlaufen kann.
Berglund, 2016, Schweden	8,0/14	3,7	👍	Neuartige bzw. „originelle" Idee der Studie, die eine bisherige Forschungslücke schließt. Studie wurde erschwert durch die strengen Datenschutzbestimmungen der Anonymen Alkoholiker. Signifikante Unterschiede in der Zusammensetzung der beiden Gruppen. Teilweise Blutkontrollen, hierzu allerdings widersprüchliche Aussagen. Daher nur bedingt brauchbar.
Haug, Schweiz, 2017 **1. Sekundäranalyse**	7,0/14	3,0	👍	Bei dieser Schweizer Multizentren-Studie wurde eine sehr große Studienpopulation über einen langen Zeitraum bei der Alkoholismusbehandlung begleitet und das Datenmaterial unter vielen Gesichtspunkten ausgewertet. Es fehlen zwar Blutanalysen, um die Glaubwürdigkeit der Selbstauskünfte der Klienten zu testen; dies wurde aber durch kontinuierliche Beratungen, motivierende Gespräche und Therapiesitzungen kompensiert, denn bei der Kommunikation dieser Art können professionelle und erfahrene Behandler durchaus erkennen, wie belastbar die Äußerungen ihrer Klienten sind.
Haug, Schweiz, 2018 **2. Sekundäranalyse**	7,0/14	2,7	👍	Innovative Fragestellung, denn so genau hat wohl noch kein Forscherteam die Veränderungen bei den Trinkzielen der Klienten im Behandlungs- und Studienverlauf untersucht. Allerdings stellt sich die Frage, inwieweit man wirklich jede Stimmungsschwankung der Klienten bezüglich des Therapieziels ernst nehmen sollte. Viele dieser Zieländerungen werden spontane, wenig nachhaltige Kurzschlußentscheidungen sein.

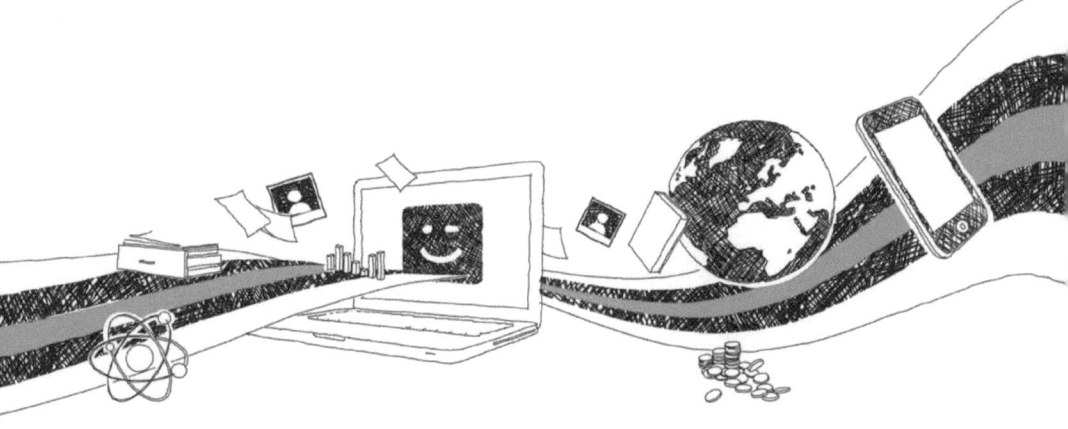
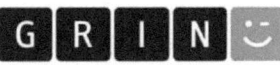